AF206155

Niereninsuffizienz

bei Katzen

gezielt mit Homöopathie

und der richtigen Ernährung

selbst behandeln

Kirsten Schulitz

Niereninsuffizienz bei Katzen

gezielt mit Homöopathie
und der richtigen Ernährung
selbst behandeln

Kirsten Schulitz

© 2017

Herstellung und Verlag:
BoD – Books on Demand, Norderstedt

ISBN: 9783744887991

Dieses Buch ersetzt selbstverständlich nicht den Gang zum Tierarzt, Tierheilpraktiker oder Katzenhomöopathen.

Die Informationen und Ratschläge in diesem Buch sind mit aller Sorgfalt zusammengestellt und mehrfach überprüft worden. Dennoch kann eine Garantie nicht übernommen werden. Eine Haftung der Autorin für Schäden irgendeiner Art, die sich direkt oder indirekt aus dem Gebrauch der hier vorgestellten Anwendungen ergeben, ist ausgeschlossen. Bitte nehmen Sie bei ernsthaften Beschwerden Ihrer Katze professionelle Diagnose und Therapie durch einen Tierarzt, Tierheilpraktiker oder Katzenhomöopathen in Anspruch.

Die Wirksamkeit der Naturheilkunde, so auch der Homöopathie, ist bisher wissenschaftlich nicht nachgewiesen oder umstritten.

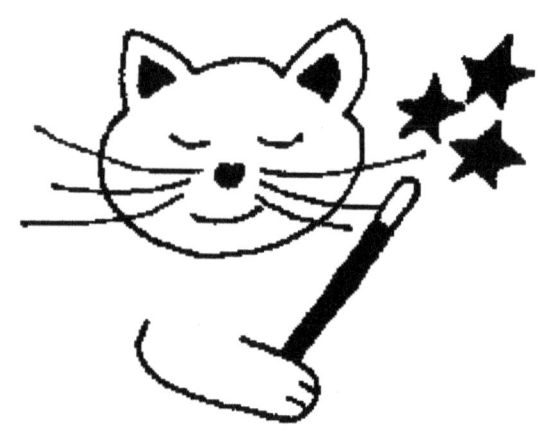

Inhaltsverzeichnis

Vorwort

Seit 2001, heute also seit 16 Jahren, bin ich als ganzheitliche Katzenhomöopathin tätig und berate Katzen weltweit.

Eine Niereninsuffizienz kommt bei unseren Katzen leider öfter vor, insbesondere dann, wenn sie älter werden. Nun ist dies jedoch nicht ein „typisches Altersproblem", wie man oft hört (auch vom Tierarzt), es ist leider ein hausgemachtes Problem, denn eine Niereninsuffizienz, auch CNI (chronische Niereninsuffizienz) genannt, ist eine typische **Ernährungskrankheit.**

So ist es leider die Ernährung der Katze, die sie krank gemacht hat.

Denn das herkömmliche, durchschnittliche Katzenfutter ist alles andere als wirklich gut oder gesund. Im Gegenteil, es kann krank machen, u.a. zu einem Nierenproblem führen.

Die Nieren sind ein Entgiftungsorgan. Werden sie nun über Jahre überlastet, weil sie all den „Müll", den der Katzenkörper über die Ernährung aufnimmt, nicht mehr filtern können, werden sie krank; die Katze bekommt eine Niereninsuffizienz, die Nieren arbeiten nicht mehr richtig bzw. unzureichend.

Und leider ist dies fast Alltag.

Da dieses Krankheitsbild so oft vorkommt, ich täglich in meinen Katzenberatungen mit Nierenproblemen konfrontiert werde, gleichfalls die schulmedizinische Behandlung sehr unterschiedlich und leider oft unzureichend ist, die Ernährungsratschläge der Tierärzte hier meistens nur den Futtermittelherstellern helfen, habe ich mich entschlossen, dieses Buch zu schreiben, um noch mehr Katzen auf sanfte und natürliche Weise helfen zu können.

Eine gezielte Unterstützung mit den richtigen homöopathischen Mitteln kann die Nieren gut unterstützen. Ist die Krankheit noch nicht zu weit fortgeschritten, können sich die Nieren sogar durchaus wieder komplett regenerieren. Hier ist aber auch vorausgesetzt, daß von nun an die Ernährung der Katze so umgestellt wird, daß die Nieren nicht mehr belastet werden, die Katze nun also wirklich gesünder und gesund ernährt wird.

Symptome

Das erste Anzeichen einer Nierenschwäche ist fast immer ein auffällig **vermehrtes Trinken** der Katze. Denn instinktiv versucht die Katze so, den Nieren beim Ausschwemmen der Giftstoffe zu helfen. Als Folge scheidet sie nun auch **vermehrt Urin** aus, der meist **wasserklar** ist.

Ist die Krankheit weiter fortgeschritten, mögen dazu kommen **Erbrechen, schlechtes und stumpfes Fell, Gewichtsabnahme und Abmagerung, süßlicher Geruch bzw. Uringeruch aus dem Mäulchen.**

Eine nierenkranke Katze scheidet mit dem Urin vermehrt Eiweiß aus, das nun dem Körper fehlt. Gleichfalls verbleiben Abbauprodukte, die sonst über den Urin ausgeschieden werden, im Körper; sie belasten ihn, können ihn gar vergiften. Als logische Folge dieses veränderten Körperhaushaltes wird die kranke Katze manchmal gar **apathisch.**

Je eher man daher das Problem erkennt und die Nieren gezielt unterstützt, die Ernährung der Katze umstellt, umso größer ist die Chance, daß die Krankheit nicht weiter fortschreitet, die Nieren sich wieder erholen können.

Diagnose

Die Diagnose einer Niereninsuffizienz stellt der Tierarzt per **Blutbild.**

Wenn Sie also den Verdacht haben oder die Vermutung, daß Ihre Katze ein Nierenproblem haben könnte, sollten Sie mit ihr einen Tierarzt aufsuchen und um ein entsprechendes Blutbild bitten.

Ist die Katze noch sehr jung oder geht es ihr plötzlich schlecht, was entsprechend ungewöhnlich bzw. auffällig wäre bei einer Niereninsuffizienz, wäre es ratsam, sicherlich wird der Tierarzt von sich aus dies anraten, zusätzlich ein **Röntgenbild** zu erstellen bzw. die Nieren per **Ultraschall** näher anzusehen. Denn manchmal wird ein Kätzchen auch mit einer kranken Niere geboren; auch können die Nieren bei einem Unfall geschädigt worden sein.

Es gibt drei Werte im Blutbild, die für die Nieren zuständig sind:

Kreatinin (Crea), Harnstoff (Urea oder BUN) und Phosphor (Phos).

Der wichtigste Wert für die Nieren ist der

Kreatininwert. Ist dieser erhöht, spricht dies deutlich dafür, daß die Katze ein Nierenproblem hat.

Der nächstwichtige Wert ist der **Harnstoffwert.** Ist nur dieser erhöht, der Kreatininwert aber noch im Normalbereich, handelt es sich i.d.R. nur um ein leichtes bzw. ein beginnendes Nierenproblem.

Der **Phosphorwert** ist in dieser Hinsicht der unwichtigste Wert, der aber dennoch beachtet werden sollte. Ist ausschließlich der Wert für Phosphor erhöht, die beiden anderen Werte aber sind in Ordnung, kann es sich um ein beginnendes Nierenproblem handeln, muß es aber nicht. Es kann entsprechend ein erstes Anzeichen sein, ist nur der Phosphorwert erhöht. Gleichfalls zeigt ein erhöhter Phosphorwert, daß die Katze zu viel Phosphor über die Nahrung aufgenommen hat bzw. die Verhältnisse nicht stimmen, worauf man in Zukunft ein wenig achten sollte.

Ursachen

Die Hauptursache für eine Niereninsuffizienz ist i.d.R. das **herkömmliche industrielle Katzenfutter,** das leider nicht so prima ist, wie viele Hersteller versprechen. Wird der Körper über Jahre mit Ungesundem gefüttert, so werden die Nieren überlastet und können daher krank werden.

Insbesondere **Getreide, vorrangig Weizen,** kann die Nieren krank machen. Denn dies ist das **ungesunde Eiweiß,** das als Krankmacher für sich zur Niereninsuffizienz führen kann.

Entsprechend ist es essentiell, daß die Katze von nun an wirklich gesund und so natürlich wie möglich ernährt wird, insbesondere keine ungesunden Proteine, keinen Weizen mehr erhält.

Auch **Gluten,** das u.a. auch im Weizen enthalten ist, steht im Verdacht, für unsere Katzen nicht geeignet zu sein.

Aber auch **Medikamente** können die Nieren belasten und zu einem Nierenproblem führen. Viele Beipackzettel von Medikamenten für Katzen beinhalten eine Warnung, daß die Nierenwerte zu beobachten sind (was ja seinen

Grund hat) o.ä., wenn die Katze das Medikament bekommt.

Entsprechend sollte eine Katze, die bereits eine Niereninsuffizienz hat, so wenige Medikamente wie nur möglich bekommen, wenn überhaupt. Natürlich aber muß sie dennoch behandelt, vielleicht aber einmal mit der Naturheilkunde, die ohne Medikamente auskommt. Hier wenden Sie sich bitte an einen guten Tierheilpraktiker.

Gleichfalls sollte man überprüfen, falls die Katze länger ein oder mehrere Medikamente bekommt, sich im laufe der Zeit nun eine Niereninsuffizienz entwickelt hat, ob man diese Medikamente ggf. durch andere ersetzen kann, falls ein Zusammenhang deutlich wird, die Medikamente also möglicherweise die Niereninsuffizienz verursacht haben. Auch hier möchte ich erwähnen, daß oft die Naturheilkunde, gerade auch die Homöopathie, Möglichkeiten hat, die der reinen Schulmedizin nicht bekannt sind.

Durchaus kann aber auch ein starker **Infekt** zu einer **Nierenentzündung** führen. Hier handelt es sich nicht unbedingt dann um eine Insuffizienz, jedoch um eine Entzündung der Nieren. In diesem Fall müssen natürlich Infekt und Entzündung entsprechend behandelt werden.

Manchmal wird ein Kätzchen auch mit nicht perfekten Nieren geboren. Da Katzen sehr zäh sind, ist es gut möglich, daß die Symptome erst nach mehreren Jahren auftreten. Die Vermutung eines **angeborenen Defektes** kann sich in stark verkleinerten oder vergrößerten Nieren zeigen, was ein Röntgenbild bzw. Ultraschall nachweist.

Nicht aber ist das Alter der Katze die Ursache für ein Nierenproblem. Es sind obige Gründe, die zur Insuffizienz geführt haben.

Durchaus aber zeigt sich das Nierenproblem i.d.R. wenn dann eher bei älteren Katzen. Dies jedoch liegt einfach daran, daß die Nieren lange „durchgehalten" haben, trotz Medikamenten, trotz ungesunder Ernährung, nun aber, nach all der Zeit, die Giftstoffe überhand genommen haben, die Nieren nun schließlich wirklich überlastet sind und so nun erkrankt sind.

Homöopathie

Die Homöopathie ist eine sanfte Naturheilkunde, die, grob ausgedrückt, mit **Informationen** arbeitet. Es sind daher die Informationen des Mittels, die der Körper aufnimmt und dann für sich umsetzt.

Und da man Informationen (noch) nicht nachweisen kann, kann die Wirkungsweise homöopathischer Mittel bisher wissenschaftlich nicht nachgewiesen werden.

Daß sie aber funktioniert und helfen kann, weiß jeder, der sie einmal erfolgreich ausprobiert hat; und ich sehe es natürlich täglich in meinen Beratungen und bei meinen eigenen Katzen.

Als Naturheilkunde hat die Homöopathie **keine Nebenwirkungen,** und sie belastet weder Körper noch Organe. Dennoch aber sollte man immer bewußt und mit Respekt mit ihr umgehen, denn der Körper erhält ja entsprechende Informationen.

Sie bekommen homöopathische Mittel in der **Apotheke.** Wählen Sie am besten eine Apotheke, die auf die Naturheilkunde oder gar die Homöopathie spezialisiert ist bzw. mit ihr wirbt. Natürlich kann man homöopathische

Mittel auch online bestellen, in Online-Apotheken.

Homöopathische Mittel werden als **Globuli** (Streukügelchen) angeboten, als **Tabletten** und in **flüssiger Form.** Die Globuli sind auf Streuzuckerbasis, Tabletten auf Basis von Milchzucker, bei der flüssigen Form ist der Trägerstoff Alkohol. Tierärzte benutzen homöopathische Mittel in Form von Spritzen.

Erfahrungsgemäß sind **Globuli** am einfachsten bei Katzen zu geben und sollten daher von Ihnen gewählt bzw. bevorzugt werden.

Homöopathische Mittel werden in **Potenzen** angeboten. Eine Potenz sagt aus, wie oft die eigentliche Ursubstanz verdünnt, potenziert wurde. Je höher die Potenz ist, umso verdünnter ist praktisch die Ursubstanz, desto weniger ist von der ursprünglichen Substanz noch vorhanden bzw. nachweisbar.

Wenn Organe unterstützt werden müssen, wir jetzt hier die Nieren der Katze, haben sich zur direkten Organunterstützung **niedrige Potenzen** bewährt, wie z.B. die Potenz D 6.

Es gibt D- und C-Potenzen. D bedeutet, daß die Substanz mit dem Faktor 10 potenziert wurde; C-Potenzen werde mit dem Faktor 100 potenziert.

Die kranken Nieren brauchen eine **regelmäßige und durchgängige homöopathische Unterstützung,** um ihnen konsequent immer wieder „Impulse" zu geben, sich nach und nach wieder zu regenerieren. Geht es der Katze mit der Zeit besser, kann man die Häufigkeit der Gaben ggf. reduzieren bzw. versuchsweise reduzieren. Sobald die Nieren wieder o.k. sind, die Nierenwerte wieder im Normalbereich sind, braucht die Katze keine homöopathischen Mittel mehr.

Sind die Nieren aber schon länger stark beeinträchtigt, die Werte sehr hoch, dann ist es gut möglich, daß das Kätzchen sein Leben lang eine homöopathische Unterstützung braucht.

Eine Gabe entspricht immer ca. 5 Globuli, die Sie der Katze direkt sanft seitlich ins Mäulchen einstreichen können. Streicheln Sie danach noch ein wenig ihr Mäulchen sanft weiter, damit sie kein Globuli wieder ausspuckt. Tut Sie dies doch, schieben Sie ein Globuli wieder nach. Diese Gabenart ist insbesondere dann vorzuziehen, wenn die Katze kaum bzw. gar nicht frißt.

I.d.R. hat ein Globuli einen Durchmesser von ca. 1 mm. Hier gilt die Gabe von obigen 5

Stück. In manchen Ländern aber werden nur größere Globuli angeboten, die größer sind, größer als ein Stecknadelkopf. Bei diesen großen Globuli entspricht eine Gabe nur 1 Globuli.

Alternativ zur obigen direkten Gabe können Sie die Globuli auch in ein wenig Kondensmilch auflösen (oder eine andere Flüssigkeit, die die Katze mag, z.B. die Soße vom Katzenfutter), was die Katze dann aufschleckt.

Für ganz wenige Katzen ist es auch o.k., wenn man die Globuli in ein wenig Wasser zum Auflösen gibt, dies in eine Spritze (ohne Nadel natürlich) füllt und diese Flüssigkeit so der Katze sanft seitlich ins Mäulchen eingibt. Für die meisten Katzen aber ist dies eine Art Zwang, daher ist von dieser Gabenart i.d.R. eher abzuraten.

Da es immer besser ist, wenn die Globuli **mit der Mundschleimhaut in Kontakt** kommen, sollten die Globuli nur notfalls aufs Futter gegeben werden.

Bitte die Kügelchen nicht in Leckerlies verstecken, da sie auf diese Weise gar nicht mit der Mundschleimhaut in Kontakt geraten.

Bei Tabletten entspricht **eine Gabe einer**

Tablette. Man kann sie ganz einfach zu Pulver zermalmen und der Katze dann in ein wenig Kondensmilch o.ä. geben.

Da die flüssige Variante aus Alkohol besteht, sollte man hiervon absehen. Der Alkohol schadet der Katze zwar nicht, da es nur eine geringe Menge ist, aber der kleine Tiger wird es nicht freiwillig zu sich nehmen. Ansonsten geben Sie pro Gabe 5 Tropfen in etwas Wasser und warten eine Weile, damit der Alkohol sich verflüchtigt. Dann in etwas Milch o.ä. geben.

Diese homöopathischen Mittel haben sich bei einem Nierenproblem bewährt:

Lespedeza sieboldii
Potenz D 1
(wenn nicht lieferbar D3, D4, D6 – in der Reihenfolge der Wahl von links nach rechts)

Lespedeza sieboldii ist das Hauptmittel bei einer Niereninsuffizienz und sollte hier auf jeden Fall gegeben werden. Es unterstützt direkt die Nieren.

Die Katze erhält **3mal am Tag**, über den Tag verteilt, jeweils eine Gabe. Geht es der Katze sichtbar besser, trinkt sie weniger, kann man die Gaben auf 2 am Tag reduzieren. Geht es ihr hiermit weiter eine Weile lang gut, kann man auf nur 1 Gabe am Tag reduzieren. Bleibt es weiter gut und besser, dann kann man Lespedeza versuchsweise einmal weglassen; dies natürlich auf jeden Fall dann, wenn ein erneuter Bluttest gemacht wurde und die Nierenwerte nun o.k. sind.

Haben Sie keinen erneuten Bluttest machen lassen und testen selber aus, ob Ihre Katze mit weniger Gaben Lespedeza auskommt, bitte die Gaben sofort wieder erhöhen bzw. Lespedeza wieder weiter geben, wenn sie durch eine Reduzierung doch wieder mehr trinkt bzw. es ihr dann wieder schlechter gehen sollte.

Solidago virgaurea
Potenz D 6

Solidago hilft den Nieren zusätzlich beim Ausschwemmen der Giftstoffe und sollte bei einer Niereninsuffizienz zumindest **anfangs zusätzlich zu Lespedeza gegeben werden, mindestens 1 Woche lang, 1 bis 3 Gaben am Tag,** je nachdem, wie hoch die Nierenwerte sind. Je höher die Nierenwerte, umso mehr Gaben Solidago am Anfang.

Geht es der Katze nach 1 Woche der Gaben mit Solidago besser, kann man Solidago reduzieren bzw. weglassen. Sollte es ihr dann aber wieder schlechter gehen, dann Solidago wieder erhöhen bzw. weiter geben.

In den meisten, „durchschnittlichen Fällen" reicht 1 Woche mit Gaben von Solidago 2mal am Tag.

Wenn der Hauptnierenwert Kreatinin bei Ihrer Katze o.k. ist, nur der Harnstoffwert erhöht (Urea), reicht i.d.R. die Gabe von Solidago, Lespedeza ist hier meistens nicht erforderlich.

Mercurius solubilis
Potenz D 10 bzw. 12

Mercurius ist für sich ein typisches Entzündungsmittel und daher auch bei einer Niereninsuffizienz (nur) dann angezeigt, wenn eine **Entzündung der Nieren** vorliegt.

Die Entzündung stellt der Tierarzt fest, u.a. per Blutbild.

Die Katze selber zeigt bei einer Nierenentzündung insbesondere eine auffällige Berührungsempfindlichkeit im Bereich der

Nieren, weil sie dort Schmerzen hat. Zusätzlich hat sie oft einen deutlichen Harndrang, und der Urin ist sichtbar trübe, enthält ggf. gar Blut.

Liegt eine Entzündung der Nieren vor, sollte die Katze zusätzlich zu Lespedeza (und ggf. Solidago) **1mal am Tag Mercurius** erhalten, bis die Entzündung abgeklungen ist; dies kann bereits nach nur 1 Gabe der Fall sein, evtl. aber sind ein paar wenige Gaben erforderlich. Sobald es der Katze besser geht im Hinblick auf die Entzündung, sollte Mercurius nicht weiter gegeben werden.

Die Katze wird, bei Besserung, an den Nieren nicht mehr empfindlich sein, keinen Harndrang mehr haben, der Urin wird wieder normaler aussehen.

Opium
Potenz D 30

Opium ist dann angezeigt, **wenn die Niereninsuffizienz leider schon stark fortgeschritten ist, die Werte sehr stark erhöht sind, und die Katze vor allem auffällig süßlich bzw. nach Urin aus dem Mäulchen riecht.**

Hier erhält sie, zusätzlich zu Lespedeza (und

Solidago) **1mal am Tag jeweils eine Gabe** Opium, bis sie nicht mehr entsprechend aus dem Mäulchen riecht; dann Opium nicht weiter geben bzw. nur noch bei Bedarf, wenn der Geruch also doch wieder bemerkbar ist.

Gabe mehrerer Mittel täglich

Wenn mehrere homöopathische Mittel für die Nieren gegeben werden, sollten die Mittel im Wechsel untereinander gegeben werden, mit mindestens 2 Stunden Abstand zwischen den einzelnen Gaben. Schaffen Sie diese ggf. anfangs häufigen Gaben nicht, können Sie auf nur 1 bis 1,5 Stunden zwischen den Gaben reduzieren.

Beispiel für tägliche Gaben mit Lespedeza und Solidago:

8:00 Uhr Lespedeza
10:00 Uhr Solidago
13:00 Uhr Lespedeza
16:00 Uhr Solidago
19:00 Uhr Lespedeza

Sollten Sie berufstätig sein, tagsüber also keine Mittel geben können, wäre dies ein zeitliches Beispiel:

7:00 Uhr Lespedeza
8:00 Uhr Solidago
18:00 Uhr Lespedeza
19:00 Uhr Solidago
21:00 Uhr Lespedeza

Sind 3 homöopathische Mittel anfangs sinnvoll, geben Sie das 3. Mittel anfangs bitte zusätzlich, wie z.B, wenn Sie Lespedeza, Solidago und Opium geben.:

8:00 Uhr Lespedeza
10:00 Uhr Solidago
13:00 Uhr Lespedeza
16:00 Uhr Solidago
19:00 Uhr Lespedeza
21:00 Uhr Opium

Wenn Sie berufstätig sind:

7:00 Uhr Lespedeza
8:00 Uhr Solidago
18:00 Uhr Lespedeza
19:00 Uhr Solidago
21:00 Uhr Lespedeza
22:00 Uhr Opium

Ernährung

Natürlich spielt die Ernährung bei einer nierenkranken Katze eine ganz zentrale Rolle, denn die bisherige hat sie ja leider krank gemacht.

Daher ist es zuerst einmal ganz wichtig, insbesondere das absolut Ungesunde nicht weiter zu geben.

Rigoros sollte das Kätzchen daher **kein Getreide** mehr erhalten, insbesondere **keinen Weizen bzw. kein Gluten;** denn industrielles Getreide ist das ungesunde Eiweiß; es sind diese ungesunden Proteine, die sie krank gemacht haben. Lesen Sie daher bitte genau die Zutatenlisten durch, bevor Sie Futter für Ihr Kätzchen kaufen.

Gleichfalls, zumal die Ernährung immer die Basis ist für Gesundheit oder Krankheit, sollte Ihre Katze von nun an wirklich gesund und so natürlich wie möglich ernährt werden.

Geben Sie Ihrem kleinen Tiger **hochwertiges Feuchtfutter, auf keinen Fall bitte Trockenfutter,** da dies die ungesündeste und unnatürlichste Ernährung für sich ist. Denn durch Erhitzung und Dehydrierung ist kaum noch etwas von den ursprünglichen Vitaminen und Mineralien im Endprodukt Trockenfutter enthalten. Wenn diese doch angegeben werden, wurden diese künstlich zugefügt und sind i.d.R. künstlich. Für sich kann Trockenfutter zu diversen Beschwerden führen, wie insbesondere zu Harngrieß und Hautbeschwerden; aber auch weitere Krankheiten sind möglich, denn Trockenfutter ist eine ungesunde Ernährung; und eine ungesunde Ernährung ist immer eine schlechte Basis für ein gutes Immunsystem und Gesundheit.

Geben Sie Ihrem Kätzchen stattdessen Feuchtfutter, das am besten ausschließlich bzw. zu einem hohen Anteil Fleisch und Fisch enthält, vielleicht zusätzlich ein wenig Gemüse, Obst, Kräuter, gute Öle, Urgetreide.

Um die Nieren nicht zu überfordern, wählen Sie am besten **leichtes Fleisch** wie Hühnchen, Pute, oder Fisch. Denn ein zu gehaltvolles Futter kann das Kätzchen nicht mehr so gut verwerten bzw. verarbeiten.

Die beste und gesündeste Ernährung für eine Katze für sich ist das so genannte Barfen. Hier wird die natürliche Ernährung, die lebende Maus, so gut wie möglich ersetzt. Dies bedeutet, daß die Katze komplett roh ernährt wird, in den Bestandteilen und Verhältnissen, wie die Maus sie enthält. Insofern bekommt die Katze Fleisch (ab und zu Fisch), Innereien, ab und zu ein Ei (mit Schale, um die Knochen zu ersetzen), ein wenig Kräuter, Urgetreide, Obst und Gemüse.

Wenn die Katze aber eine Rohernährung bisher nicht gewöhnt ist, auch nicht ansatzweise, kann das jetzt kranke Kätzchen nun damit überfordert werden. Daher, wenn Sie barfen möchten, bitte in ganz kleinen Schritten und nacheinander umstellen.

Ansonsten geben Sie Ihrem kleinen Tiger Feuchtfutter ohne ungesunde Zutaten, also ohne Zucker oder versteckte Zucker, ohne Getreide (insbesondere Weizen, Gluten), ohne Farb- und Konservierungsstoffe. Gerne kann es ferner ab und zu rohes Biofleisch erhalten, am besten Pute oder Hühnchen, ab und zu Fisch; dies können Sie auch leicht angebraten versuchen.

Eine nierenkranke Katze darf ferner gerne **Milchprodukte** erhalten, wie insbesondere Joghurt, Quark, Hüttenkäse; all dies immer pur und am besten aus dem Biobereich.

Auch **Kohlehydrate** darf das Kätzchen gerne bekommen, wie gekochte Kartoffeln, Reis,

Bulgur, ggf. Haferflocken. Und **Öle**, wie z.B. Olivenöl oder auch Sonnenblumenöl darf sie gerne zu sich nehmen.

Mischen Sie obige Beigaben ggf. in gutes Feuchtfutter unter und probieren Sie aus, was Ihr Kätzchen mag und annimmt.

Wenn es Ihrer Katze aber leider im Moment gar nicht gut geht und es kaum frißt, dann ist es erst einmal wichtig, daß es überhaupt wieder frißt. Geben Sie ihr daher, was sie mag und annimmt. Geht es ihr wieder besser und frißt sie wieder besser, dann können Sie nach und nach in Richtung gesunde und natürliche Ernährung umstellen.

Das Wasser, denn die nierenkranke Katze trinkt ja viel, sollte am besten **gefiltertes Leitungswasser sein, Quellwasser, Mineralwasser ohne Kohlensäure oder Regenwasser** (wenn Sie in grüner Umgebung leben und nicht im Industriegebiet o.ä.). Denn das Wasser aus der Leitung enthält nach wie vor noch so einiges, das nicht wirklich gut ist.

Irrtümer

Es gibt ein paar falsche Informationen bzw.

Irrtümer, was die Ernährung einer nierenkranken Katze betrifft. Und leider geben auch so einige Tierärzte diese falschen Informationen an die Tierhalter weiter:

Die Katze muß ein Spezialfutter erhalten

Immer, da doch eigentlich logisch, ist eine wirklich gesunde und natürliche Ernährung besser als jedes angebliche Spezialfutter. Wenn man sich dann das eine oder andere Nierendiätfutter einmal im Detail ansieht, sich die Zutaten und Zusatzstoffe genau durchliest, dann überzieht mich persönlich oft eine Art Schauer. Viele Nierenspezialfutter enthalten Zucker, Konservierungsstoffe und gar das gerade für nierenkranke Katzen ungesunde Getreide, insbesondere Weizen, also genau die Zutat, die die Nieren der Katze krank gemacht hat. Nicht selten gehört natürlich auch Trockenfutter zum Bereich der Spezialangebote. Haben Sie selber ein Nierendiätfutter für Ihre Katze in den Händen, lesen Sie sich wirklich einmal genau sämtliche Zutaten durch.

Das Futter muß eiweiß- bzw. proteinarm sein

Fleisch enthält einen großen Anteil an Proteinen bzw. an Eiweiß. Überdenkt man obige Aussage einmal, kommt man zu dem Schluß, daß, wenn Eiweiß ungesund ist, Fleisch ungesund ist, entsprechend die natürliche Ernährung der Katze, die Maus, eine ungesunde Ernährung bedeutet. Kann dies sein, daß die natürliche Ernährung eine ungesunde ist? Niemals!

Daher ist obige Aussage absolut falsch. Richtig ist, daß die Katze kein ungesundes Eiweiß erhalten darf, und dies ist eben das Getreide, insbesondere Weizen. Denn es gibt gutes und schlechtes Eiweiß. Das gute Eiweiß ist das Fleisch, also die natürliche Ernährung. Das schlechte Eiweiß, das ungesunde, dies ist das Getreide. Hier muß man differenzieren!

Die Katze darf kein rohes Fleisch fressen

Wenn Sie den vorherigen Punkt gelesen haben, erübrigt sich hier eine weitere Erläuterung. Denn wir wären sonst erneut dabei, daß die natürliche Ernährung der Katze eine krank machende wäre – was für eine Unlogik! Allerdings sollten Sie, wenn Sie der Katze (ab und zu) rohes Fleisch geben, den Biobereich vorziehen und es über Nacht zuerst tiefkühlen, damit sämtliche evtl. doch noch vorhanden

Viren, Bakterien und Würmer so abgetötet werden. Danach können Sie es Ihrem kleinen Tiger aufgetaut bei Zimmertemperatur geben.

Das Futter muß phosphatarm sein

Richtig ist, daß kranke Nieren Phosphat nicht mehr so gut ausfiltern können.

Wenn der Phosphatwert im Blutbild deutlich erhöht ist, dann ist es richtig bzw. zumindest nicht verkehrt, darauf zu achten, daß der Phosphatwert im Fertigfutter niedrig ist. Gleichfalls aber sollte man natürlich auch darauf achten, daß es sich trotzdem um ein gutes Futter handelt, ohne ungesunde Zutaten (was bei Spezialfutter mit niedrigem Phosphatgehalt leider dennoch oft der Fall ist).

Zeigt das Blutbild aber keinen erhöhten Phosphatwert bei Ihrer Katze, ist es i.d.R. nicht erforderlich, daß sie phosphatreduzieres Futter erhält, dennoch aber bitte von nun an gesund bzw. gesünder ernährt wird.

Schulmedizin

Es ist sehr unterschiedlich, wie ein Tierarzt bei einer Niereninsuffizienz behandelt. Dies liegt u.a. daran, daß es kein einziges Medikament gibt, das die Nieren unterstützt bzw. stärkt. Der Tierarzt braucht also Alternativen.

Was aber jeder Tierarzt macht, und dies ist auch absolut aus meiner naturheilkundlichen Sicht sinnvoll und erforderlich, wenn es der Katze leider sehr schlecht geht wegen ihrer Nieren, dann gibt der Tierarzt ihr eine oder mehrere Infusionen, die i.d.R. einzig aus einer Kochsalzlösung bestehen. Wie oft und wie lange die Katze diese Infusionen benötigt, hängt von der Schwere der Nierenerkrankung ab. Sobald es ihr aber besser geht, braucht sie i.d.R. keine Infusion mehr.

So ziemlich jeder Tierarzt rät ansonsten erst einmal zu einem speziellen **Nierendiätfutter.** Daß dies nicht wirklich eine gute Lösung ist, habe ich in dem Kapitel zur Ernährung bereits deutlich aufgeführt.

Einige Tierärzte geben **SUC.** Wenn Sie an einen dieser Tierärzte geraten sind, sind Sie zumindest schon ein wenig auf dem richtigen Weg. Denn SUC besteht aus homöopathischen

Mitteln. Hier wird die Katze also durchaus schon einmal mit der Homöopathie unterstützt.

SUC ist die Abkürzung für 3 homöopathische Komplexmittel: Soldigao compositum, Ubichinon compositum und Coenzyme compositum. Solche so genannten Komplexmittel sind homöopathische Mittel, die aus mehreren homöopathischen Einzelmitteln zusammengesetzt sind. Solidago comp. besteht aus 19 Einzelmitteln, Ubichinon aus 29 Mitteln und Coenzyme comp. aus 26 Mitteln. Macht 74 (!) homöopathische Mittel gesamt, die die Katze hier auf einmal bekommt! Nebenbei werden hier manche Mittel doppelt gegeben, weil sie in 2 Komplexmitteln gleichzeitig enthalten sind.

Keine Frage, SUC ist auf jeden Fall besser als gar keine homöopathische Unterstützung der Nieren. Doch dieser homöopathische „Cocktail" ist alles andere als wirklich gezielt, zumal meiner persönlichen Einschätzung nach einzig das in SUC mit enthaltene Mittel Solidago wirklich sinnvoll und erforderlich ist bei einem Nierenproblem.

Ferner wird SUC per Spritze gegeben; die Katze muß also immer wieder eine Spritze erhalten.

Manchmal empfiehlt ein Tierarzt einen

Phosphatbinder, der i.d.R. auf rein natürlicher Basis ist. Wenn dies wirklich der Fall ist, es sich also um ein absolut natürliches Produkt (Zutaten durchlesen!) handelt und Ihre Katze tatsächlich einen erhöhten Phosphatwert hat, dann können Sie Ihrem kleinen Tiger gerne zusätzlich zum Futter einen Phosphatbinder geben. Hat ihre Katze aber keinen erhöhten Phosphatwert, ist so ein Phosphatbinder nicht erforderlich bzw. nicht sinnvoll.

Und schließlich wählen manche Tierärzte ein **Herzmedikament bzw. einen Blutdrucksenker** bei einer Niereninsuffizienz der Katze. Dies hat den Grund, daß zum einen oft der Blutdruck steigt bei einem Nierenproblem. Hier wird also das Folgesymptom der eigentlichen Krankheit behandelt bzw. unterdrückt. Ferner ist in den Beipackzetteln dieser Medikamente oft zu lesen, daß sich das eigentliche Herzmedikament bei Katzen mit Niereninsuffizienz bewährt habe.

Immer aber ist dies auch ein Medikament, das den Körper weiter belastet, so ggf. auch die Nieren; es ist ein Medikament mit möglichen Nebenwirkungen. Daher sollten Sie, wenn Ihnen Ihr Tierarzt so ein Medikament für die Katze empfiehlt, zum einen genau überlegen, ob Sie es ihr geben möchten. Wenn ja, dann beobachten Sie bitte genau, ob es der Katze wirklich hilft und ob es ihr gut bekommt, sie also keine Nebenwirkungen zeigt oder gar neue Symptome. Denn es handelt sich hier eben auch um ein Herzmedikament. Und wenn das Herzchen der Katze eigentlich o.k. ist, das Herz nun diese weitere Unterstützung bekommt, kann es das Herz der Katze auch überfordern.

Mein Rat wäre, zum einen einmal den Blutdruck der Katze zu überprüfen, ob sie überhaupt zu Bluthochdruck neigt. Ferner können Sie zuerst einmal dieses Medikament weglassen und sehen, ob es Ihrer Katze nicht auch ohne besser geht, wenn die Nieren gezielt mit der Homöopathie unterstützt werden; all dies ggf. mit tierärztlicher Überprüfung natürlich.

Sollte Ihre Katze **sonstige Medikamente** bekommen, weil sie vielleicht weitere Beschwerden hat, bedenken Sie bitte immer, daß jedes Medikament den Körper belastet und oft gerade auch die Nieren. Daher lesen Sie sich bitte genau den Beipackzettel durch, insbesondere im Hinblick auf eine Belastung der Nieren. Sollte dies der Fall sein, wenden Sie sich bitte an Ihren Tierarzt und fragen ggf. nach einer Alternative; oder wenden Sie sich an einen guten Tierheilpraktiker bzw. -homöopathen, der Ihre Katze ganzheitlich mit der Naturheilkunde unterstützt, wenn möglich.

Besserung

Eine Besserung der Nierenwerte bzw. der Nierenfunktion kann man am Allgemeinbefinden der Katze feststellen, an ihrer Aktivität, der Freßmenge, am Fell, vor allem aber an der Trinkmenge, die abnehmen wird, wenn die Nieren der Katze wieder besser arbeiten. Entsprechend läßt sie dann auch wieder weniger Urin.

Die genauen Nierenwerte aber kann natürlich nur ein erneuter Bluttest beim Tierarzt ausmachen.

Je früher die Niereninsuffizienz erkannt wird und je niedriger die Nierenwerte anfangs sind, umso größer ist die Chance, daß die Nieren sich wieder komplett regenerieren und die Nierenwerte wieder im Normalbereich sind, wenn die Nieren gezielt mit der Homöopathie unterstützt werden. Dies ist durchaus absolut möglich! Auch wenn leider oft Tierärzte anderes behaupten. Doch ich habe es unzählige Male in meinen Beratungen erlebt.

Je länger die Krankheit aber schon besteht und je höher die Nierenwerte, umso länger mag zum einen der Heilungsprozeß dauern, umso wahrscheinlicher aber ist es auch, daß die

Katze ihr Leben lang eine Unterstützung der Nieren braucht. Hier aber ist es durchaus möglich, daß die Nierenwerte sinken, wenn auch nicht wieder den Normalbereich erreichen.

Nachtrag

Ich hoffe und wünsche es Ihnen und Ihrer Katze sehr, daß dieses Buch Ihrer Katze wieder zu mehr Gesundheit verhelfen kann und sie noch ein langes, glückliches und gesundes Katzenleben mit und bei Ihnen führen kann.

Weitere Katzenbücher

von

Kirsten Schulitz

Das Katzengesundheitsbuch
*Krankheiten vermeiden
und das Immunsystem stärken
mit einer gesunden Katzenernährung
ohne körperliche und seelische Belastungen*

ISBN 978-3738627459

Symptomatische Homöopathie für Katzen
Homöopathische Hausapotheke

ISBN 978-3848221943

Ganzheitliche Katzenfibel
*Alternativer Ratgeber
für ein glückliches und gesundes Katzenleben*

ISBN 978-3837092882

Hilfe, meine Katze leckt sich kahl!
*Ursachen und Behandlungsmöglichkeiten,
wenn die Katze sich ihr Fell ausleckt;
mit Bachblüten und Homöopathie*
ISBN 978-3741255892

Samtpfötchen genannt
Katzengedichte
ISBN 978-3743139947

Kirsten Schulitz im Internet:

www.Katzensprechstunde.de
Ganzheitliche Katzenberatung weltweit
Katzenhomöopathie und -psychologie

www.Katzenportal.net
Ganzheitliches Katzenportal

Facebook:
www.facebook.com/kirsten.schulitz

YouTube:
Kirsten Schulitz

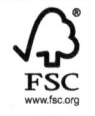